dessins par Frölich
Mlle Lili aux eaux
texte par Stahl
Collection Hetzel
Paris
R. Jacob 18
BIBLIOTHÈQUE DU MAGASIN D'ÉDUCATION ET DE RÉCRÉATION

J. HETZEL & Cie, ÉDITEURS, 18, RUE JACOB, PARIS

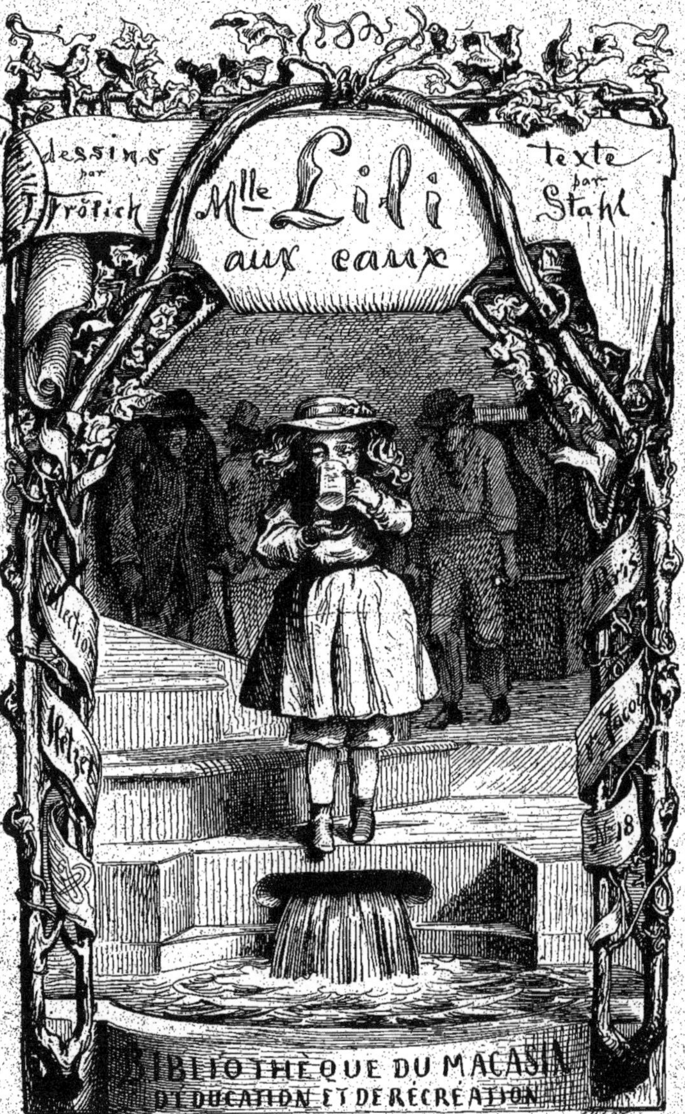

MADEMOISELLE LILI

AUX EAUX

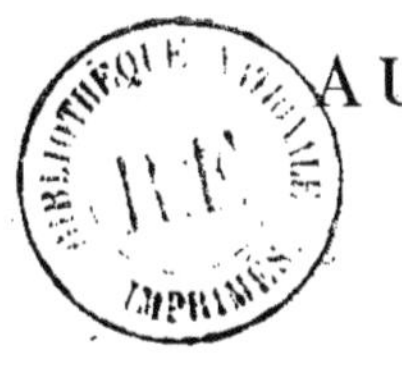

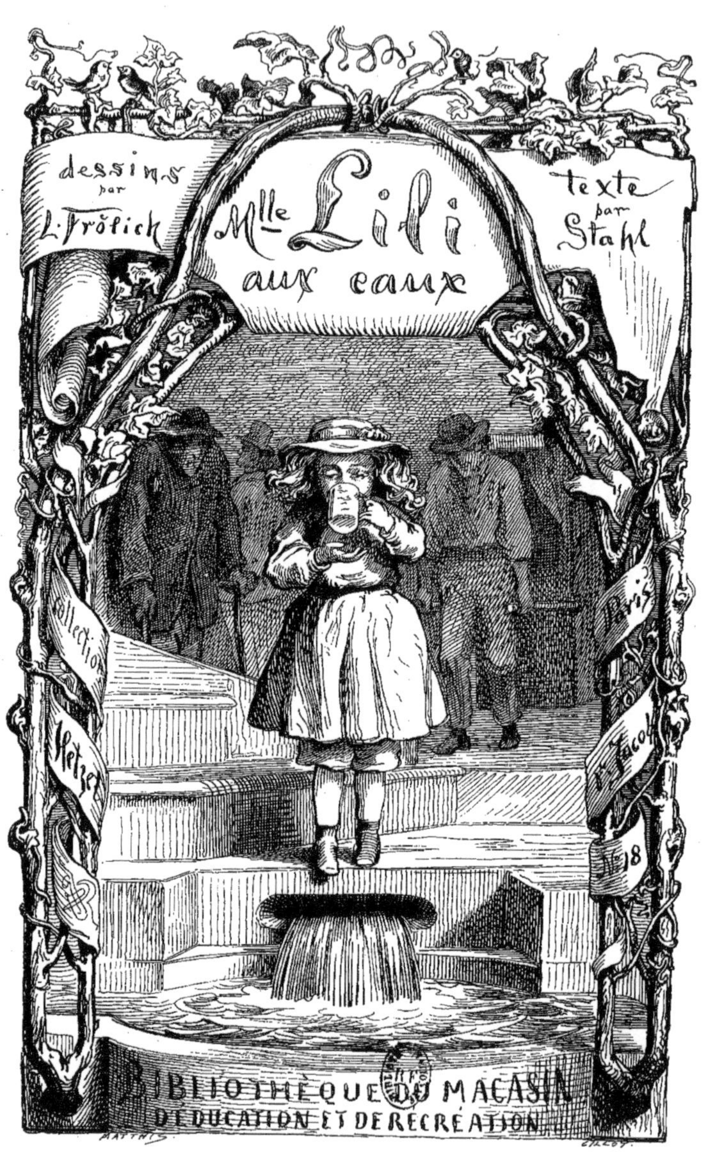

COLLECTION HETZEL

MADEMOISELLE LILI

AUX EAUX

TEXTE PAR P.-J. STAHL

DESSINS PAR LORENTZ FRŒLICH

GRAVURES PAR MATTHIS

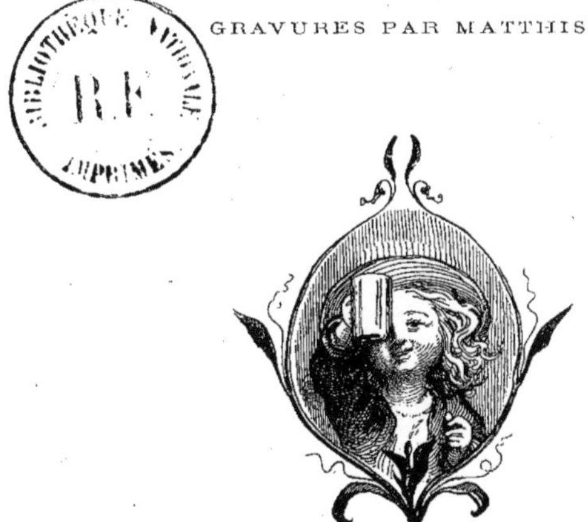

BIBLIOTHÈQUE

D'ÉDUCATION ET DE RÉCRÉATION

J. HETZEL & Cie, 18, RUE JACOB

PARIS

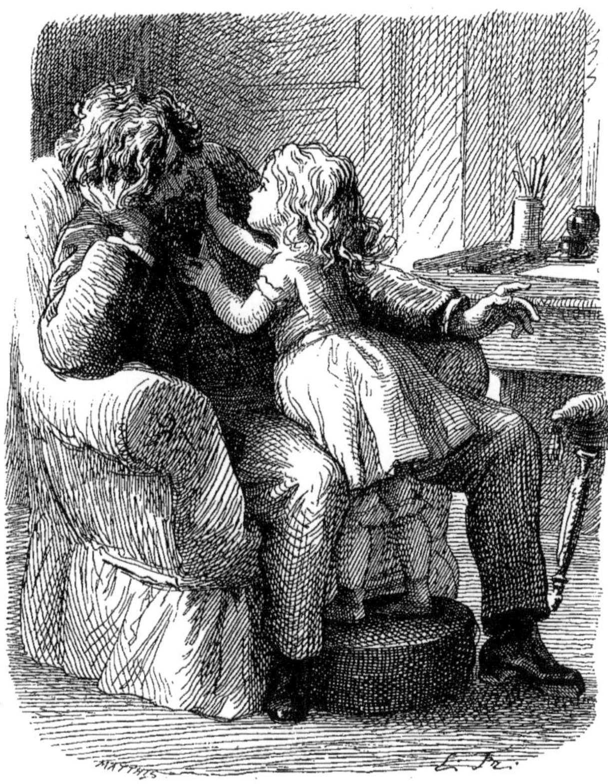

I

Cette année, le papa de Mademoiselle Lili a tant travaillé qu'il est malade. Mademoiselle Lili donne une consultation et ses soins à ce pauvre papa, en attendant le docteur.

Le docteur est venu. Qu'est-ce qu'il a ordonné? Ce doit être bien important, car en le reconduisant, le papa dit : «Eh bien, puisqu'il le faut, je suivrai votre conseil! monsieur le docteur.» Mademoiselle Lili voudrait bien savoir ce dont il s'agit.

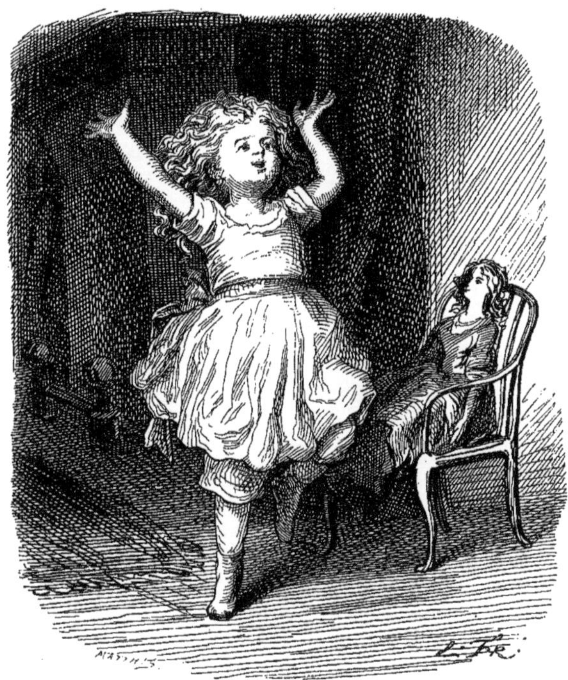

II

Mademoiselle Lili le sait. Il s'agit d'aller aux eaux! Quel bonheur! aux eaux, comme Henriette!!

Les eaux! qu'est-ce que c'est? Mademoiselle Lili ne sait pas bien, mais elle sait pourtant que c'est un voyage. Ah! oui, quel bonheur! et puis cela sera très-bon aussi, les eaux, pour Mademoiselle Jacqueline, sa poupée, qui est très-souffrante.

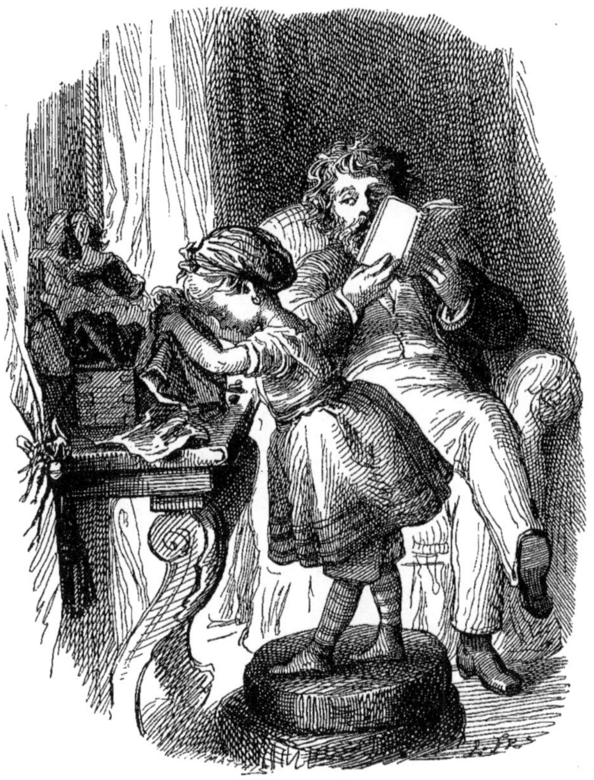

III

Maman a fait la malle de Mademoiselle Lili, Mademoiselle
Lili à son tour fait la malle de sa fille. Mademoiselle Lili a dit
que Mademoiselle Jacqueline voulait avoir tous ses effets avec
elle. Mais son papa a répondu que Mademoiselle Jacqueline
devait absolument se contenter de ce qui pouvait tenir dans sa
propre malle. Mademoiselle Lili remarque que les papas
n'aiment pas beaucoup les malles...

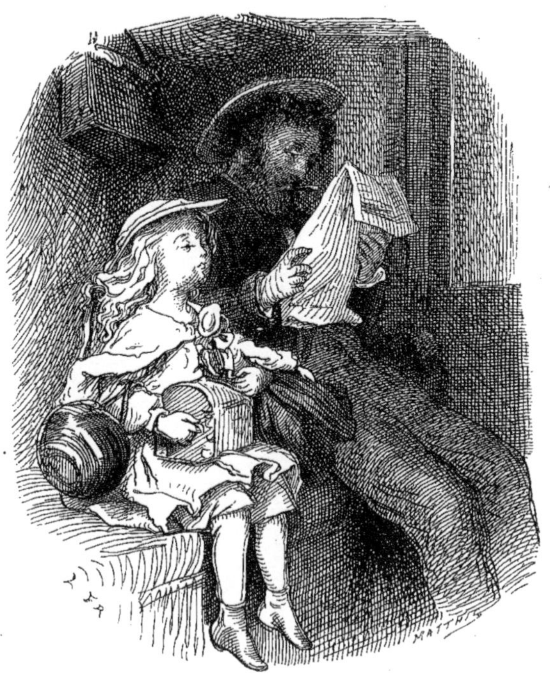

IV

Nous voici dans le chemin de fer. Mademoiselle Lili trouve plus prudent de ne pas se séparer de ses bagages; elle est plus heureuse que sa maman et que son papa, qui n'ont pas pu garder les leurs dans le wagon parce qu'ils en avaient quinze, et des gros! Du moins la malle de Jacqueline ne quittera pas Mademoiselle Lili. C'est trop précieux ce qu'il y a dedans. Mademoiselle Lili compte bien rester comme ça pendant tout le voyage.

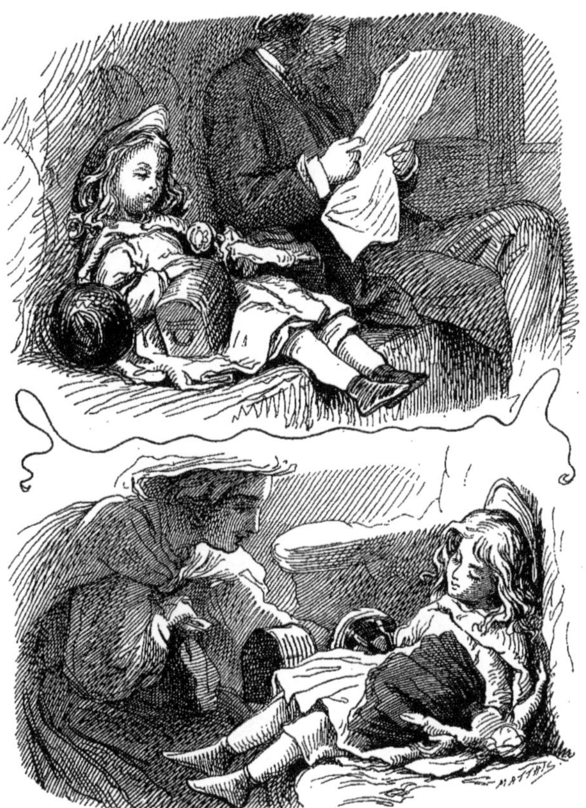

V

Le papa de Mademoiselle Lili ne quitte pas son journal.
On ne peut pas parler à un papa qui veut lire et ce n'est pas
amusant de se taire. Mademoiselle Lili se recueille, elle pense
aux eaux. A dix lieues de Paris elle y pense encore un petit peu.
Mais à vingt lieues je crois que Jacqueline et elle, et même les
malles, sont endormies.

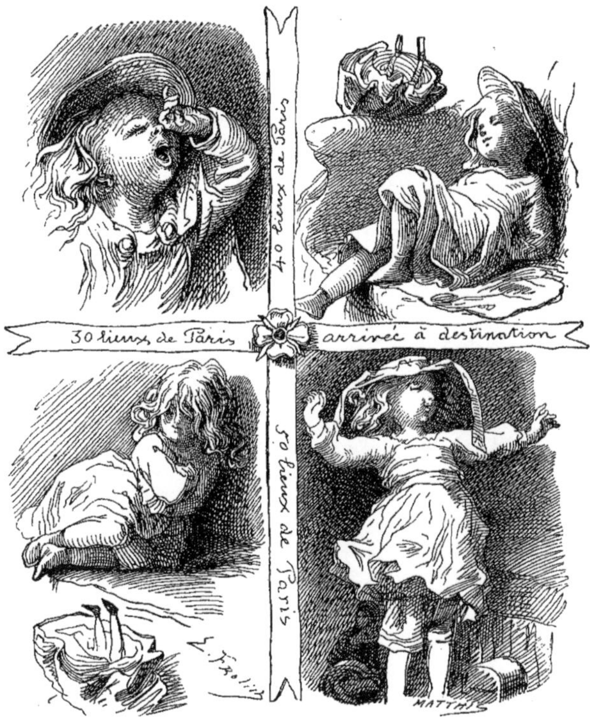

VI

A trente lieues de Paris, Mademoiselle Lili bâillait un peu, elle croyait qu'elle avait seulement un peu sommeil. Mais à quarante lieues, elle ne bâillait plus. Je trouve que, pour dormir, Mademoiselle Jacqueline a pris une bien drôle de position.

A cinquante lieues, Mademoiselle Lili n'a plus l'air que d'un petit paquet. Ah! mon Dieu! est-ce que Mademoiselle Jacqueline serait en train de tomber de dessus la banquette?

Enfin, enfin! Mademoiselle Lili est arrivée à destination.

Ce n'est pas dommage!

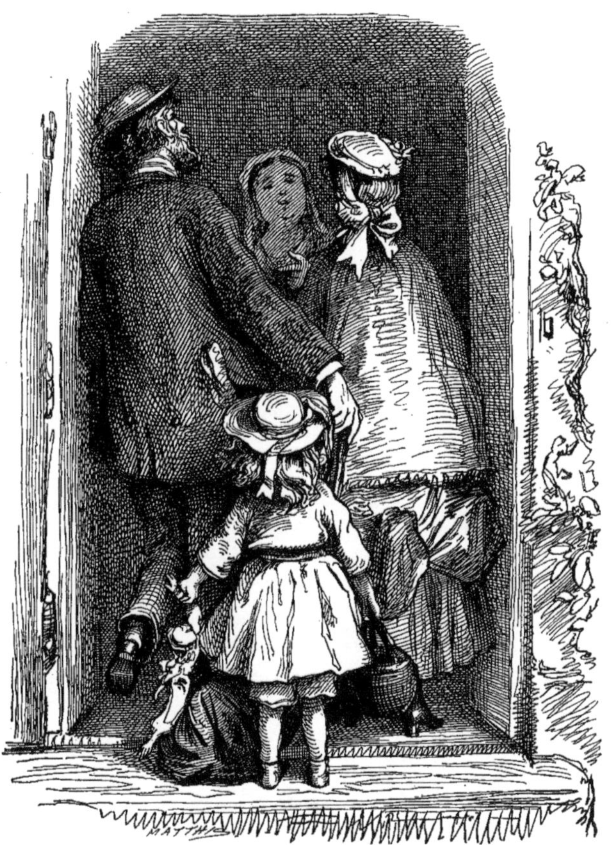

VII

Il y a trop de monde dans les hôtels de ces eaux-là. Ah!
mon Dieu! si on ne trouvait plus de place! s'il fallait revenir à
Paris! Mademoiselle Lili est très-inquiète. Mademoiselle Lili
voudrait bien voir les personnes à qui son papa parle, elle leur
parlerait aussi. C'est très-désagréable quand on n'est pas encore
tout à fait grande de rester derrière les personnes. Cela
impatiente aussi Mademoiselle Jacqueline.

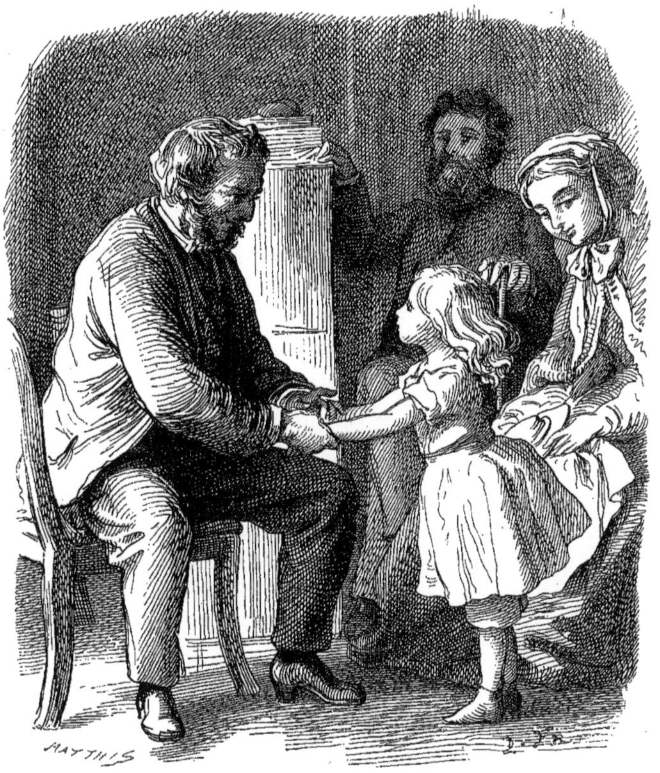

VIII

On a fini par se caser dans l'hôtel. On est bien plus mal
qu'à Paris ! mais c'est égal !... Le médecin des eaux a dit à papa
de quelle source il devait boire, et il ajoute que de cette source-
là Mademoiselle Lili peut en boire aussi. Lili est bien contente
de pouvoir boire des mêmes eaux que son papa ! Il faut que ce
soit *«joliment bien bon»* les eaux, tout de même, pour que ce
soit bon pour tout le monde ! Il y a peut-être du
sirop de cerise dedans.

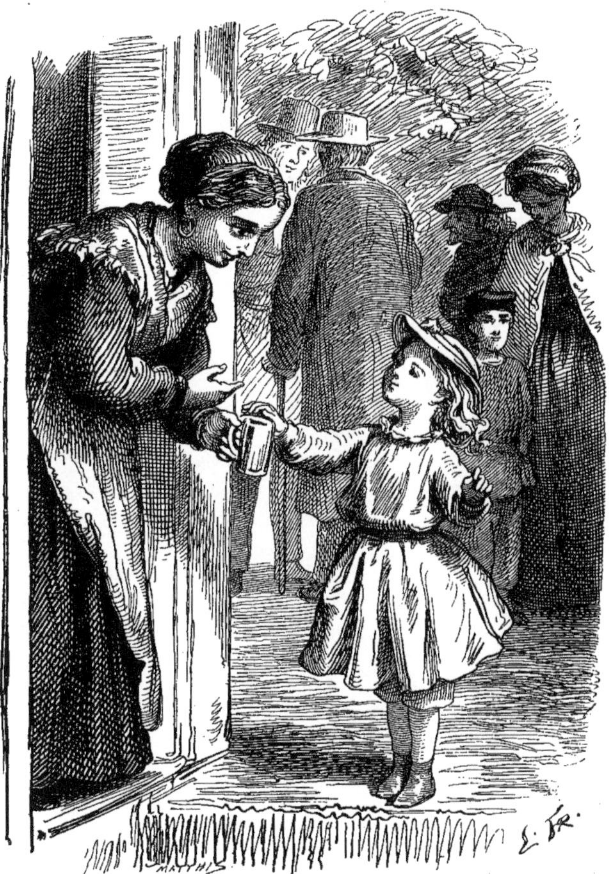

IX

Mademoiselle Lili est très-fière. Elle reçoit comme les grandes personnes son verre pour boire l'eau minérale et en même temps l'instruction «comment il faut boire.»

Quel bonheur d'être aux eaux !

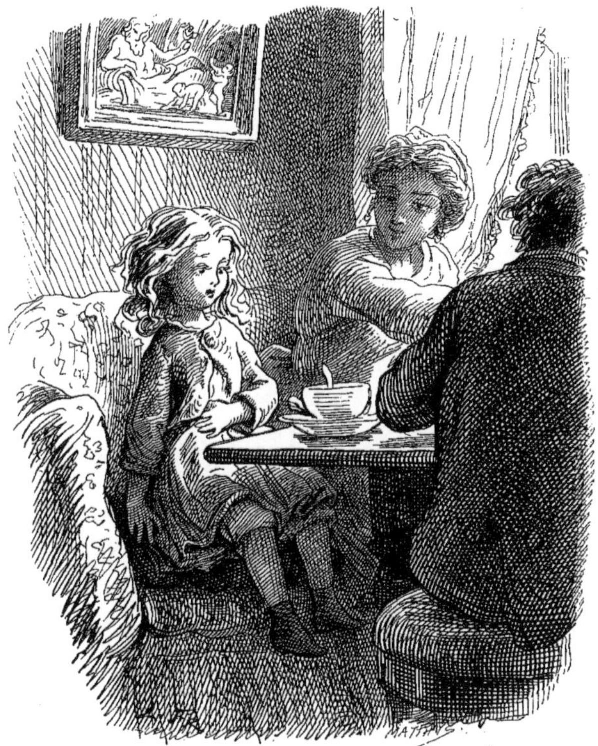

X

Mademoiselle Lili croyait pourtant que cela ne devait pas être comme cela les eaux minérales. Cela ressemble trop à une médecine et pas du tout au sirop de groseille. Cela n'a pas non plus une très-bonne odeur. Mademoiselle Lili se dit que l'eau qu'on boit à Paris est bien meilleure.

Heureusement que cela n'empêche pas de boire le bon café. Cependant il me semble qu'avant de prendre son café, Mademoiselle Lili fait, à part elle, quelques observations sur les effets de l'eau minérale.

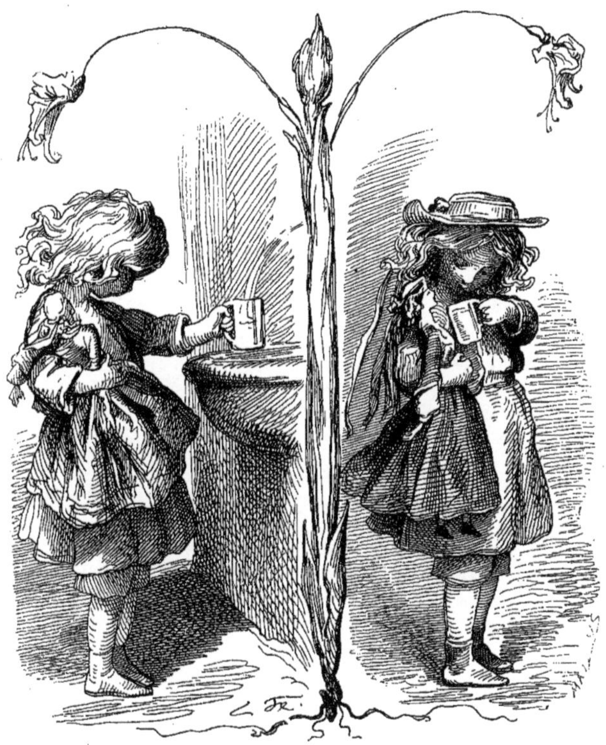

XI

Tous les jours il faut aller à la source. Puisque l'eau est une bonne chose pour la santé, et qu'il y en a beaucoup dans son verre, Mademoiselle Lili pense que Mademoiselle Jacqueline doit en boire aussi. Cela ne pourra que lui faire du bien. Elle lui en a laissé une bonne petite part.

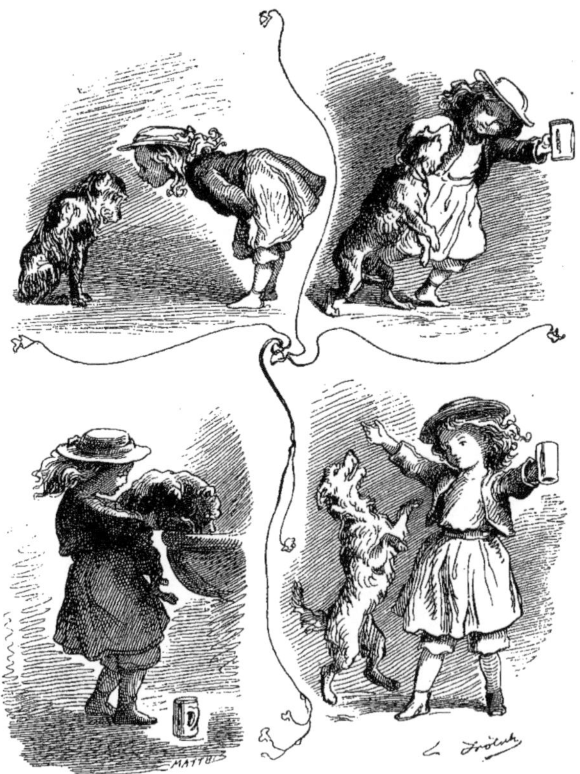

XII

Mademoiselle Lili a fait la rencontre d'un chien triste.

Il doit être malade ce petit chien-là. Mademoiselle Lili a déjà remarqué depuis quelques jours qu'il n'a pas l'air heureux. Il faut le guérir. Mademoiselle Lili l'emmène boire de l'eau minérale.

Le petit chien a très-bien bu ! Mais ce qui est bien étonnant, c'est qu'il en veut encore. Ce n'est pas comme Mademoiselle Lili. Quand son verre est fini, et même avant, elle en a assez.

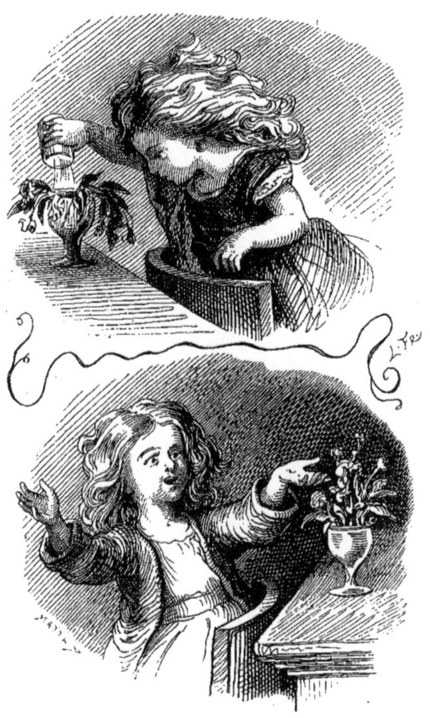

XIII

Décidément, Mademoiselle Lili a une grande confiance dans les eaux minérales. Son papa va mieux. Le petit chien est guéri. Elle, elle a faim toute la journée. Elle va donner des eaux minérales à boire à ses·fleurs. Elles faisaient avec leurs têtes comme cela, comme les personnes penchées qui ne sont pas bien. Les eaux les ont guéries !

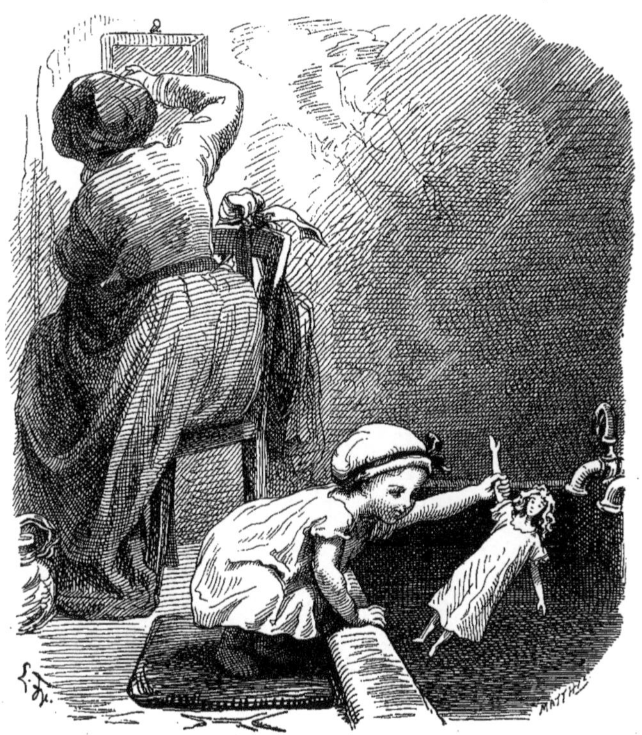

XIV

C'est étonnant les eaux! On les boit, et on se baigne dedans
aussi. Cela fait toujours, toujours meilleur effet. Jacqueline a
des tristesses; bien sûr un bon bain pourrait les faire passer
tout de suite. Mademoiselle Lili, dans cette idée, a déshabillé
Jacqueline, et elle l'introduit dans la baignoire.

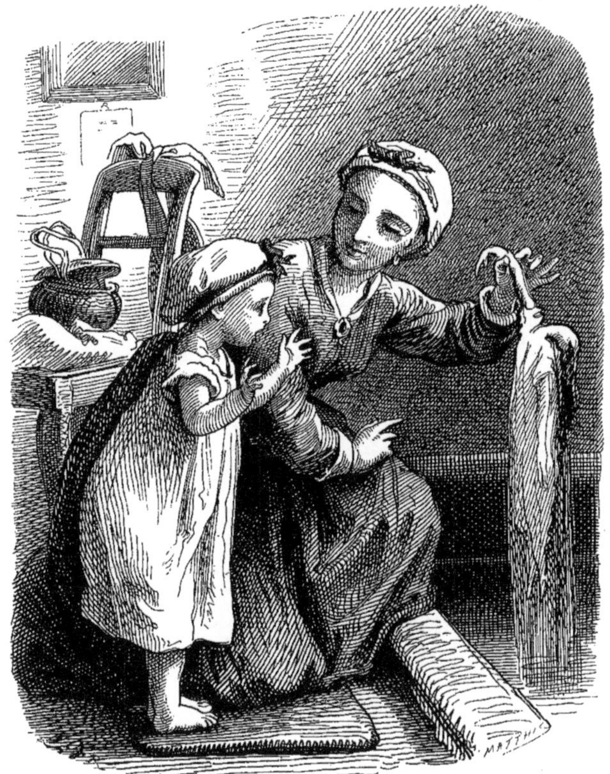

XV

L'effet du bain sur Mademoiselle Jacqueline a été aussi rapide qu'imprévu. Heureusement que la maman de Mademoiselle Lili s'est retournée à temps pour retirer de l'eau la pauvre baigneuse. C'est étonnant, étonnant ! dans quel état ce seul bain a mis Mademoiselle Jacqueline ! Maman pense qu'un traitement énergique pourra cependant la remettre. Une nouvelle tête, un nouveau corps, de nouveaux membres, et peut-être bien qu'après cela Mademoiselle Jacqueline ne s'en portera que mieux.

C'est égal, Mademoiselle Lili est toute saisie ! ! et je crois que si elle avait su... Mais on ne peut pourtant pas tout savoir. Les grandes personnes elles-mêmes ne savent pas toujours tout.

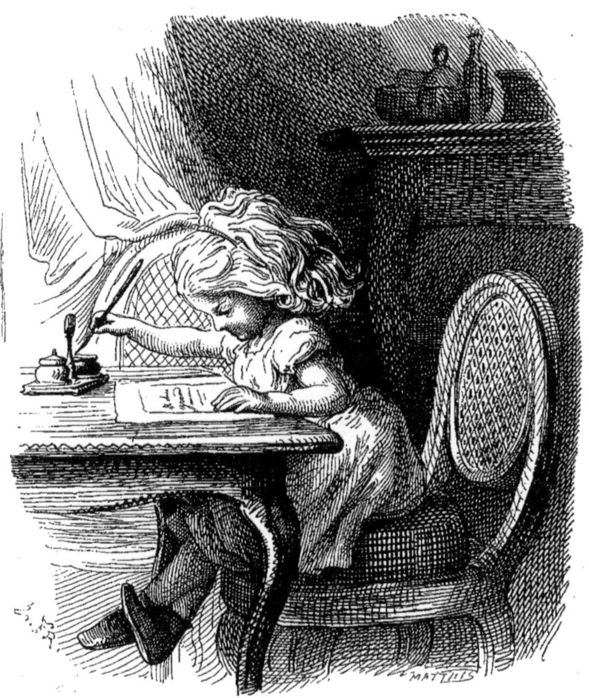

XVI

C'est dimanche. Mademoiselle Lili écrit à sa bonne maman, qui est malade, de venir bien vite boire des eaux pour se guérir, mais que pourtant il faudra qu'elle demande au docteur si elle pourra prendre aussi des bains. Elle raconte l'accident extraordinaire arrivé à Jacqueline, et bien sûr elle ne voudrait pas qu'il en arrivât un pareil à grand'mère.

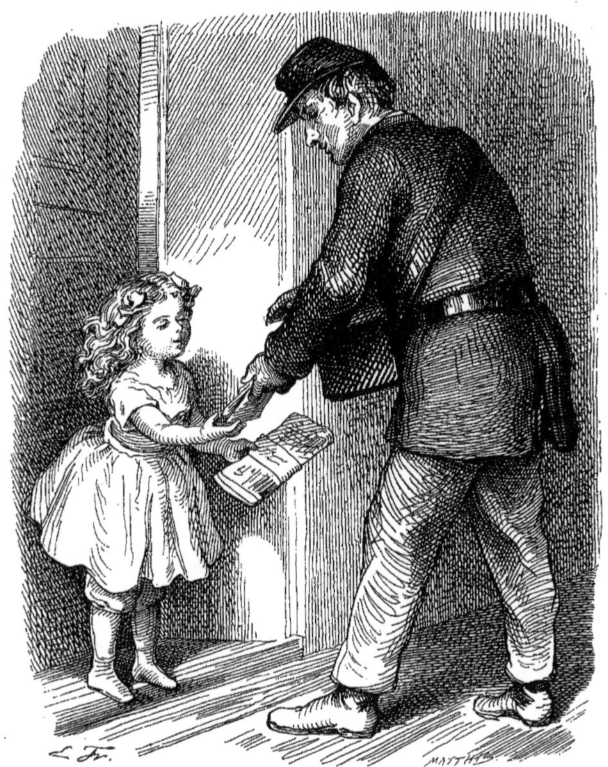

XVII

C'est toujours Mademoiselle Lili qui reçoit le courrier. Elle voit toujours la première le facteur par la fenêtre, et c'est elle qui alors descend pour prendre les lettres. D'abord M. le facteur n'a de confiance qu'en elle.

Lili aime bien qu'il y ait de la poste pour son papa et pour elle aussi, surtout quand c'est, comme aujourd'hui, le jour du *Magasin d'Éducation*

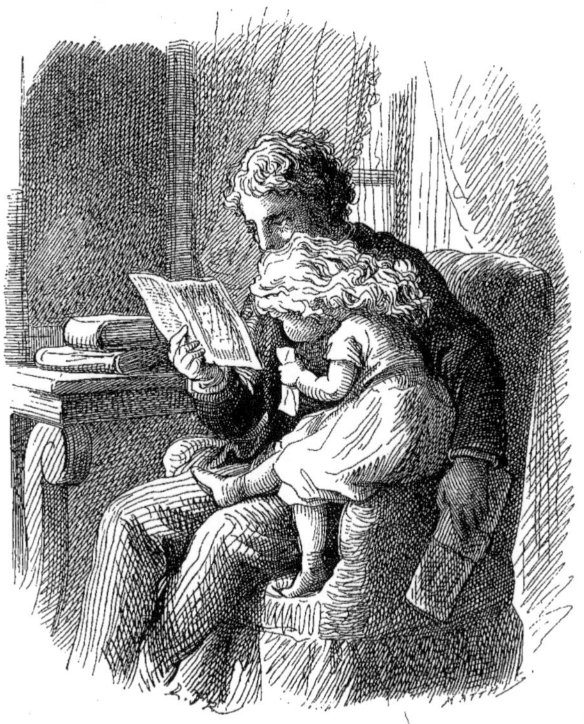

XVIII

Le papa a encore voulu lire le premier le journal de sa
petite fille. Il fait toujours comme cela le papa. Il aime beaucoup
les images, et il n'y en a pas dans ses grands vilains journaux à
lui. Mademoiselle Lili lui prête son *Magasin,* elle ne le lui
donne pas. C'est seulement pour voir ensemble.

Quand il y a des lettres reçues, par exemple, Mademoiselle
Lili est bien obligée d'aider son papa à les lire. C'est elle qui
ôte les enveloppes.

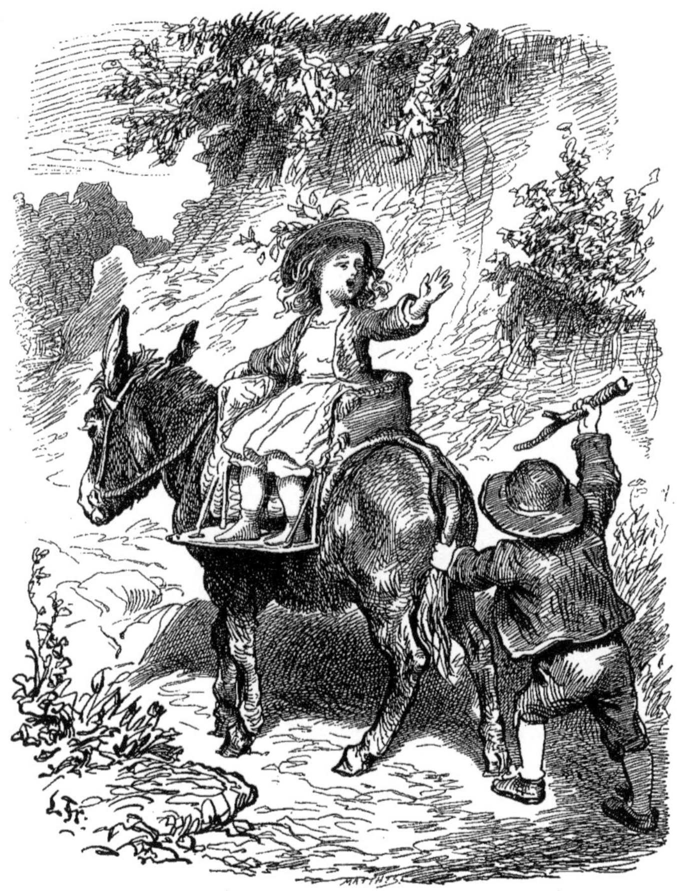

XIX

Ce qui est très-amusant aux eaux, c'est qu'il y a des ânes pour les excursions. Mademoiselle Lili aime beaucoup les ânes et les excursions, pourtant elle trouve que petit Pierre ne devrait pas avoir de bâton pour faire marcher son âne. Le pauvre âne, il doit être si fatigué de porter Mademoiselle Lili! Elle a grossi beaucoup depuis qu'elle boit des eaux minérales, et Mademoiselle Lili sent bien qu'elle est très-lourde.

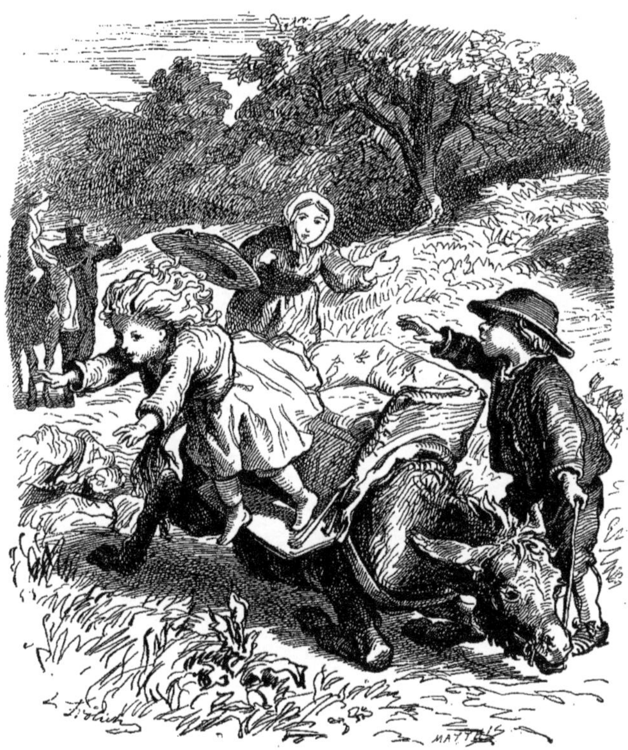

XX

Là, là, Mademoiselle Lili l'avait bien dit à petit Pierre, il a fait aller l'âne plus vite qu'il ne voulait, l'âne n'a pas bien pu choisir son chemin, il a mis le pied sur une pierre qui roule et il est tombé sur ses genoux, et il s'est écorché, le malheureux Charlot !

Quant à Mademoiselle Lili, elle en a été quitte pour la peur; elle est tombée dans des grandes herbes qui ne piquaient pas. C'est égal, Mademoiselle Lili sait une chose, c'est qu'il ne faut pas forcer les ânes à aller trop vite.

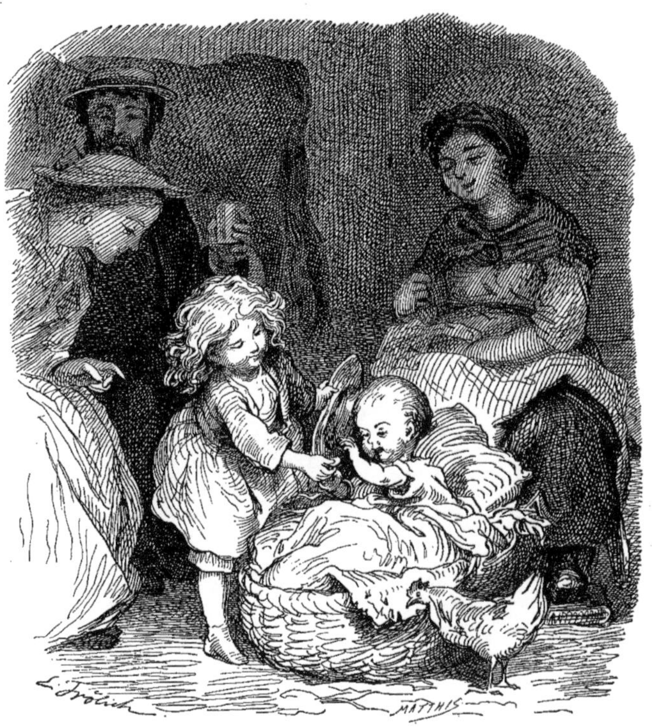

XXI

Heureusement que l'événement était arrivé tout près de la maison de petit Pierre. Mademoiselle Lili a donné son sucre au pauvre âne, Charlot a été bien content de rentrer avec un bon morceau de sucre dans son écurie, où petit Pierre va le soigner. Quant à elle, elle rentrera très-bien à pied. Avant de se remettre en route elle a voulu voir le frère de petit Pierre. C'est un enfant magnifique. Comme Mademoiselle Lili a bu du bon lait que la maman de petit Pierre lui a offert, elle donne «dix sous» qu'elle a au gros enfant. Cela le fait rire. Il ne sait pas ce que c'est que la monnaie, mais sa maman le sait bien et est très-contente.

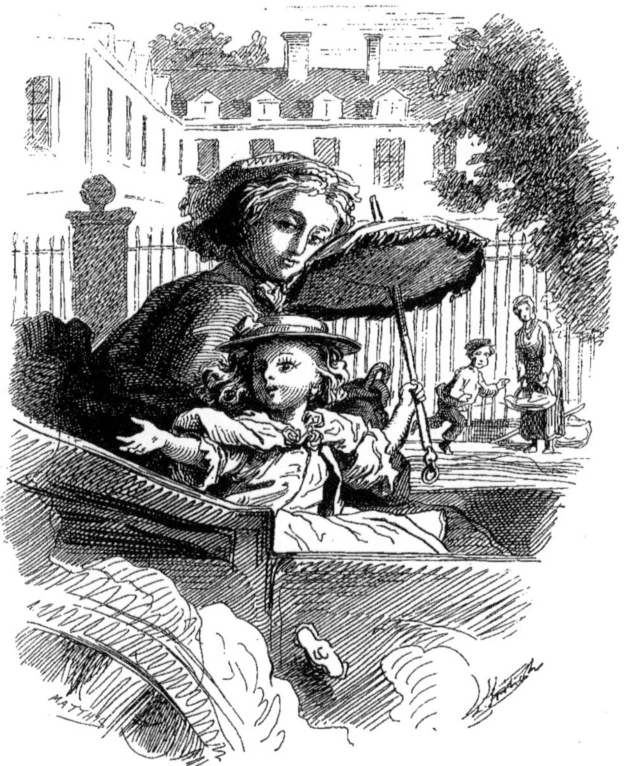

XXII

C'est fini, c'est fini, il faut retourner à Paris. Les adieux sont toujours tristes, mais on dit «à revoir!» D'ailleurs Mademoiselle Lili est pressée de revoir Paris à cause de Jacqueline, à qui la grand'maman a dû commander une belle tête, des jambes et des bras; son corps peut encore un petit peu lui servir.

Excepté peut-être Jacqueline, à qui les eaux ont moins réussi, tout le monde est décidément très-content d'être venu aux eaux.

Strasbourg, typographie de G. Fischbach, succr de G. Silbermann. — 1775.

9 782019 970475